QUESTION

HYGIÉNO – THÉRAPEUTIQUE ET INDUSTRIELLE,

ou

RÉSUMÉ COMPARATIF

SUR LE TRAITEMENT DES MALADIES CHRONIQUES DE POITRINE ET AUTRES,
PAR LE DÉPLACEMENT DES MALADES A LA RÉSIDENCE THERMALE

DU DOCTEUR PUJADE,

Chevalier de la Légion-d'Honneur, membre de plusieurs sociétés savantes,
ancien médecin en chef des hôpitaux militaires,

A AMÉLIE-LES-BAINS (Pyrénées-Orientales).

PERPIGNAN,

IMPRIMERIE DE Mlle A. TASTU, RUE DE LA PRÉFECTURE, 5.

1858.

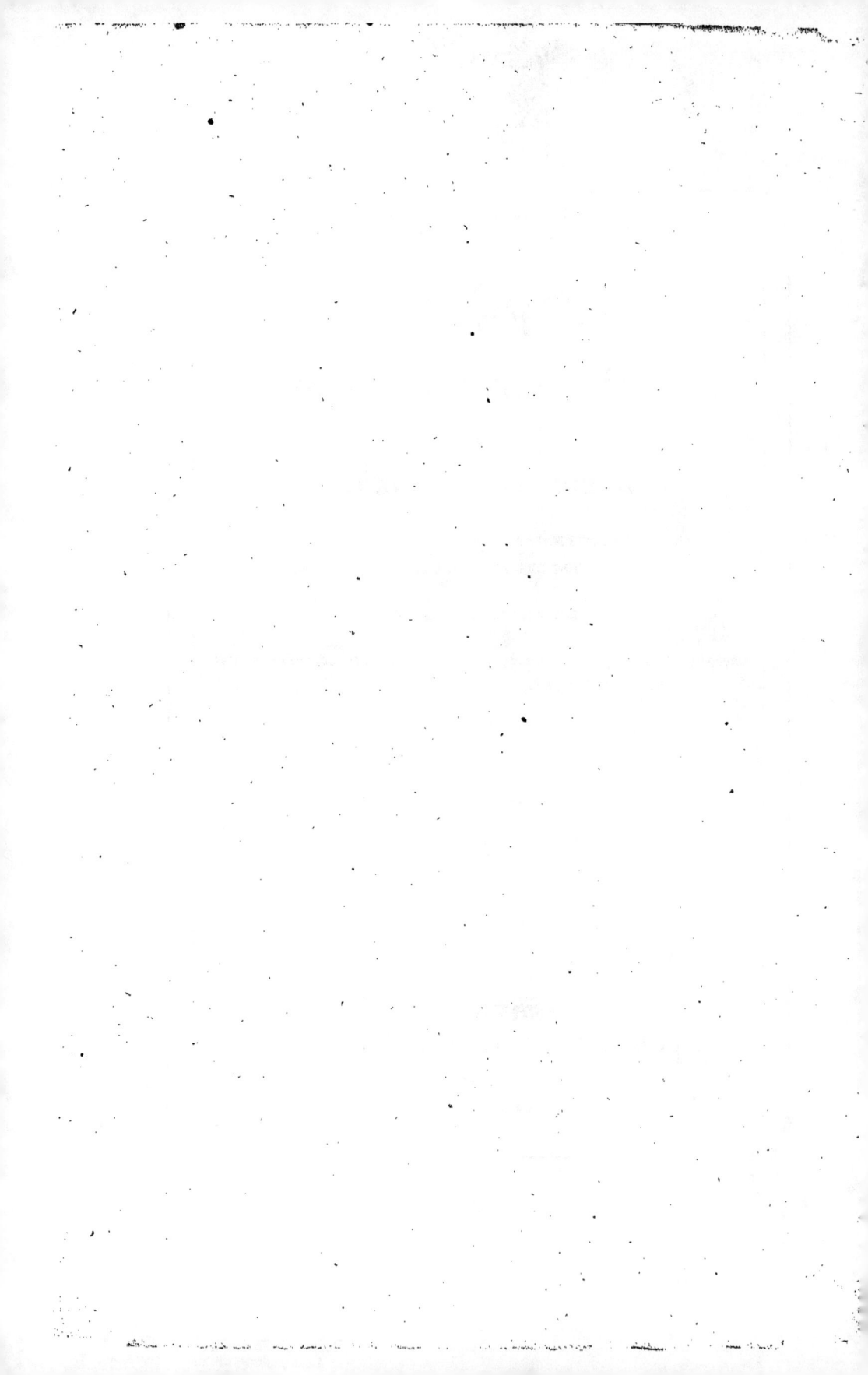

QUESTION

HYGIÉNO-THÉRAPEUTIQUE

ET INDUSTRIELLE.

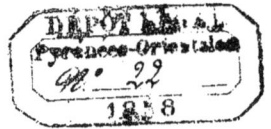

QUESTION

HYGIÉNO-THÉRAPEUTIQUE ET INDUSTRIELLE,

ou

RÉSUMÉ COMPARATIF

Sur le traitement des maladies chroniques de poitrine et autres,
par le déplacement des malades à la résidence thermale

DU DOCTEUR PUJADE,

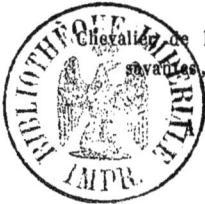

Chevalier de la Légion-d'Honneur, membre de plusieurs sociétés savantes, ancien médecin en chef des hôpitaux militaires,

A AMÉLIE-LES-BAINS (Pyrénées-Orientales).

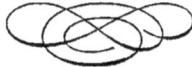

PERPIGNAN,

IMPRIMERIE DE Mlle ANTOINETTE TASTU, RUE DE LA PRÉFECTURE.

1858.

QUESTION

HYGIÉNO-THÉRAPEUTIQUE ET INDUSTRIELLE.

M. le professeur Champouillon, médecin-principal au Val-de-Grâce, a adressé le résumé suivant d'un mémoire sur le traitement de la Phthisie par le déplacement des malades :

« La Phthisie ayant quelque fois pour origine l'hé-
» rédité, la diathèse scrofuleuse, la vie sédentaire ou
» licencieuse, les passions tristes ou concentrées, l'en-
» combrement, une inconstance habituelle dans les
» qualités de l'atmosphère, on a cherché de tout temps
» à neutraliser ces causes en leur opposant des influences
» contraires, et notamment le séjour des malades dans
» les régions méridionales.

» Cette dernière précaution offre, en effet, le triple
» avantage d'une diversion morale, d'un air pur et d'une
» certaine uniformité dans la constitution atmosphérique.
» Mais, toutes les stations prescrites aux poitrinaires,
» bien que faisant à peu près partie d'un même système
» de climat, ont des qualités diverses. D'un autre côté,
» la tuberculisation pulmonaire, quoique identique avec
» elle-même quant à sa nature, présente des formes et
» des complications variées, d'où il suit que la médication
» climatérique, doit avoir, comme toute méthode curative,
» son opportunité et ses contre indications.

1

Après avoir soigneusement recherché les mérites et les inconvéniens des principales résidences fréquentées par les tuberculeux, M. Champouillon a déduit de cette étude les bases de la classification suivante, qu'il soumet au suffrage des praticiens :

« 1° *Disposition héréditaire à la Phthisie; poitrine faible. Pau* (les mois de février, mars et avril exceptés); *Cannes, Villefranche,* la campagne de *Nice, Mantoue, Sorrente, Madère* (l'automne excepté) ; *Alger* (du mois de janvier au mois de mai); *Rome* (en octobre, mars et avril); *Le Caire* (pendant l'automne et l'hiver);

» 2° *Phthisie chez les sujets lymphatiques ou scrofuleux. Venise, Sorrente, Gênes, Cannes, Villefranche, Hyères* (octobre et novembre exceptés);

» 3° *Phthisie avec toux brève, fréquente, aride, muqueuse, pulmonaire, irritable. Venise, Madère, Pise, Mantoue, Le Caire, Alger;*

» 4° *Phthisie catarrhale. Pau, Madère, Alger, Cannes, Villefranche, Hyères;*

» 5° *Phthisie chez les sujets opprimés par la tristesse. Venise, Alger, Albano, Frascati,* environs de *Naples, Florence;*

» 6° *Phthisie chez les sujets nerveux. Mantoue, Pise, Madère, Venise;*

» 7° *Phthisie à forme hémoptique.* Toutes les stations méridionales (*Pise, Rome* et *Naples* exceptées);

» 8° *Phthisie colliquative. Pau, Hyères, Cannes,*
» *Villefranche, Madère, Alger.* »

En attendant que le célèbre professeur du Val-de-Grâce
fasse connaître le résultat définitif de ses intéressantes
recherches, soit sur les *mérites* et les *inconvéniens* des
principales résidences fréquentées par les tuberculeux,
appréciant ainsi leurs qualités diverses, soit pour la dé-
termination des différentes formes et complications que
la Phthisie pulmonaire peut présenter, d'où l'ingénieux
docteur a déduit les bases des prescriptions hygiéno-
climatériques qu'il soumet au suffrage des praticiens,
nous venons, dans le double intérêt civil et militaire,
adresser à nos confrères le résumé de ce que nous avons
publié sur cette importante question depuis l'année 1842
jusqu'à ce jour.

A cette époque, nous ne possédions aucunes preuves
convaincantes concernant l'origine du traitement de la
Phthisie par le déplacement plus ou moins lointain des
malades.

Les anciens médecins savaient que les atmosphères
sulfureuses étaient médicatives dans les affections graves
du poumon. *Galien* envoyait les Phthisiques au voisinage
du Vésuve, pour respirer le gaz hépatique qui en émane.

Boudin a signalé les effets prophylactiques de certaines
atmosphères marécageuses, ou contenant de l'hydrogène
sulfuré, dans la tuberculisation pulmonaire, et nous
pouvons affirmer que, de mémoire d'homme, il ne s'est

pas présenté un seul cas de Phthisie tuberculeuse dans les familles ayant leur demeure près de nos grands écoulemens d'eau thermale.

Le principe sulfureux aurait de grandes vertus et de grands vices. Administré à l'intérieur à fortes doses, il agit comme un poison corrosif; à doses minimes, c'est-à-dire mitigé, cet élément agit comme tonique, comme légèrement stimulant; il modifie avantageusement la constitution lymphatico-scrofuleuse ainsi que les organes respiratoires.

Quant à l'emploi des aspirations sulfureuses artificielles, il remonterait à une époque assez reculée : ce serait vers la fin du XIVe siècle que quelques médecins auraient eu recours aux fumigations sulfureuses contre l'asthme et la phthisie pulmonaire.

Mais la vraie atmiatrie sulfuraire appartient au XVIIIe siècle. Nous ne citerons pas ici les noms des médecins et chimistes qui ont pris part aux diverses applications du gaz sulfhydrique par inhalation dans les maladies chroniques de la poitrine, nous nous bornerons à dire qu'elle a eu de nombreux partisans.

On faisait respirer le gaz à l'aide d'appareils particuliers, tubes, entonnoirs, etc.; il était transmis pur, sans mixtion quelconque, dans les voies laryngo-bronchiques.

D'une part, le principe sulfureux était mis en contact avec le mal; d'un autre côté, rien n'avait été fait pour en atténuer les qualités toxiques.

Il fallait donc aviser au moyen de remédier à un pareil vice. Voici ce moyen :

Nous avons créé un établissement, alimenté par *vingt-deux* sources thermales sulfureuses, à Amélie-les-Bains, Pyrénées-Orientales. Parmi ces sources, des chimistes distingués, tels que MM. Anglada, Bouis, François, Dupasquier, Marjolin fils, Filhol, Poggiale et autres, ont constaté, par l'analyse, les principales nuances des sulfureuses pyrénéennes : *Bonnes, Cauterets, Saint-Sauveur, Barège*, etc. Les grandes sources *Arago, Anglada*, de *la Rigole, Amélie, Ascentionnelle, Glairineuse*, ont été captées au point d'émergence et enfermées dans les constructions. Pouvant disposer du gaz et du calorique au sortir des griffons, c'est-à-dire à l'état vierge, il nous a été facile de distribuer ces deux élémens, de créer diverses atmosphères dans lesquelles le principe sulfureux est mitigé par l'air atmosphérique et une douce chaleur. Cette nouvelle médication atmiatrique nous ayant été suggérée en temps opportun, nous avons pu successivement réaliser les améliorations et perfectionnemens qui devaient la compléter. Aussi, nous n'hésitons pas à proclamer que la médication aspiratoire, dans notre maison, réunit aujourd'hui toutes les conditions de succès désirables, tant sous le rapport hygiéno-thérapeutique que sous le rapport du confortable.

En effet, que les médecins viennent visiter l'établissement; ils verront qu'on y respire les atmosphères sulfuraires aux trois étages, dans les corridors, les galeries, les escaliers; qu'on les respire dans des cabinets, des chambres, des salles et salons tempérés, de 14 à 18° centigrades. (1)

Mais ce n'est pas tout : il ne suffit pas de combattre le mal, il faut encore chercher à le prévenir. Ainsi que nous l'avons déjà dit, la Phthisie est une maladie multiple, qui présente des formes diverses et est produite par des causes différentes : il est démontré aujourd'hui que les causes essentielles de cette terrible affection organique sont diathésiques, c'est-à-dire ayant pour origine la *Scrofule*, le *Lymphatisme*, le *Rhumatisme*, l'*Herpès*, le *Catarrhe*, la *Syphilis*.

Ces diathèses sont héréditaires ou acquises; elles se manifestent en général dès l'enfance. La scrofuleuse est incomparablement la plus commune, celle qui tend davantage à la tuberculisation pulmonaire, par conséquent la plus redoutable. Or, il est démontré que, non-seulement la médication thermale sulfureuse modifie avantageusement les diathèses précitées, mais encore qu'elle exerce une puissante influence curative dans la phase de tuberculisation pulmonaire.

Nous remplissons ces deux indications capitales, (prévenir et guérir) par l'usage des eaux des sources nos 1, 2, 3 et 4, de la buvette *Chomel* et *Bouilland*, par celui des douches dérivatives et enfin par le concours des bains gymnastiques.

---

(1) M. Filhol, professeur à Toulouse, mémoire lu à l'Académie des Sciences.

Nous avons fait connaître ailleurs les différens avantages que présente notre piscine sur toutes les autres : elle contient quatre-vingt-deux mètres cubes d'eau qui se renouvelle sans cesse, et on peut la vider trois fois le jour au besoin : plus de quarante personnes peuvent s'y livrer à la natation ou se doucher en même temps. Sept sources jaillissent de la roche aquifère même, avec impétuosité; puis viennent les deux douches verticales *Arago* et *Amélie*, et enfin la double douche par affusions, dite *douche Ecossaise.*

D'un autre côté, une grande quantité de vapeur sulfureuse s'échappe continuellement des fissures rocheuses et des griffons, se répand dans l'air et constitue une atmosphère sulfurée qui se maintient à une température permanente de 15 à 18° centigrades.

On comprend tout le parti que la médecine peut retirer de pareilles conditions hygiéniques et thérapeutiques. Les diathésiques, principalement les scrofuleux, se trouvent ainsi transportés dans une sorte de maison de santé, où sont réunis les moyens les plus efficaces de prévenir le développement du strûme, ou de le combattre avec plus ou moins de succès lorsqu'il est développé, c'est-à-dire lorsque l'évolution tuberculo-pulmonaire est faite. Ces moyens de traitement sont les bains d'*action* ou *gymnastiques*, les douches dérivatives et révulsives, l'usage des eaux à l'intérieur, celui des aspirations du gaz sulfureux mitigé et enfin une chaleur douce de douze à quinze degrés.

On ne saurait trop le redire : le traitement de la Phthisie scrofuleuse et autres est des plus compliqués, par cela qu'il consiste dans une foule de moyens hygiéniques et médicaux aussi bien que moraux et physiques.

En effet, la médication thermale-sulfureuse est, à nos yeux, la plus puissante et la plus constamment efficace qu'on puisse opposer en pareil cas : néanmoins il arrive parfois qu'il n'est possible de prévenir, de guérir, d'enrayer a maladie qu'à la condition d'associer une médication spécifique, adjuvante, à celle des eaux hydro-sulfureuses.

C'est notre pleine conviction de l'utilité de certains accessoires, qui nous a suggéré l'idée de faire fonctionner nos thermes l'hiver comme l'été.

Ici se présente la question concernant l'heureuse influence de la température de certaines stations méridionales dans les maladies chroniques de la poitrine. Cette question est devenue Européenne; elle n'a pas été bien comprise jusqu'ici, mais, disons-le tout d'abord, nous n'avons pas été seulement le premier à approprier l'emploi des eaux hydro-sulfureuses aux saisons hivernales, nous avons encore la priorité dans l'adjonction de la chaleur intérieure et extérieure de la maison au traitement prophylactique et thérapeutique des maladies chroniques, principalement de celles qui attaquent le larynx et les poumons.

Le mot sacramental est prononcé.

La chaleur extérieure, c'est une douce température atmosphérique, c'est la constitution climatérique d'Amélie-les-Bains, c'est, en un mot, une résidence hivernale identique avec les dix-neuf résidences signalées par le célèbre Professeur du Val-de-Grâce, comme réunissant les conditions voulues pour le traitement de la Phthisie par le déplacement des malades.

Nous ne venons point récriminer ; nous ne venons pas même nous récrier contre le silence qu'ont gardé, jusqu'à présent, les auteurs sur les mérites et les inconvéniens que peut avoir la station climatéro-médicale dont nous sommes le défenseur. A la vérité, et nous devons le dire, notre Etablissement de Médication Thermo-Climatérique est très-peu connu des Médecins et par conséquent du public. Le progrès est fait : nous rencontrons des obstacles pour l'utiliser et le faire connaître. Nous ne venons accuser personne : espérons et ne nous décourageons pas. Le ciel et l'art ont réuni, à Amélie-les-Bains, les moyens prophylactiques et thérapeutiques à opposer à la Phthisie, et ont assigné à cette résidence médicative d'hiver et d'été la place qu'elle doit occuper désormais. Ainsi, tout milite pour faire croire que la vérité ne tardera pas à se produire, et que l'œuvre humanitaire et de prospérité publique que nous venons d'accomplir, avec tant de peine, est à la veille de porter ses fruits.

Poursuivons notre tâche : il nous reste à faire connaître le résultat de nos études sur la nature et les qualités du climat d'Amélie-les-Bains et de ses alentours, dans leurs rapports avec la médication thermale combinée que nous avons adoptée contre les maladies chroniques des organes respiratoires et autres.

Amélie-les-Bains est situé le long de la rive gauche du Mondony, en face du magnifique établissement Thermal Militaire qui s'élève majestueusement sur un beau plateau, rive droite de la petite rivière. Le village est assis sur un bas-fond exposé au Sud, et la sonde rencontre partout la roche granitique. Les eaux du Mondony proviennent des sources vives de la montagne : aussi, les voit-on couler avec rapidité, conservant les beaux attributs de l'eau de roche, c'est dire alors que le sol sur lequel repose ce village est exempt de toute humidité froide et partant morbide.

Cette station fait partie de la vallée d'Arles-sur-Tech, qui s'étend depuis cette petite ville jusqu'à Ceret et Maureillas. C'est l'espace formé par la chaîne horizontale ou maritime du Canigou.

A quelques kilomètres de Perpignan, sous le 42° de latitude, ce vallon Pyrénéen laisse peu de chose à désirer tant sous le rapport de la supériorité de ses produits que sous celui de la pureté de l'air, de l'uniformité et de la douceur de sa constitution atmosphérique. Que les médecins, les naturalistes, les touristes viennent parcourir cette portion du fertile et antique Vallespir : ils y trouveront réunis, nous le croyons du moins, le triple avantage d'une diversion morale, d'un air plus pur que dans les *principales résidences climatériques fréquentées par les tuberculeux*, et le plus puissant moyen préventif et curatif que la médicene possède contre les affections chroniques de la poitrine et de différens autres organes, lesquelles ne sont ni moins dangereuses ni moins mortelles.

En effet, et qu'on le sache à l'avance, on trouvera dans ce modeste vallon d'avenir, des montagnes de marbre, de plâtre, de chaux et de granit, de belles forêts de chêne-vert et de chêne-liége, des plateaux s'étendant en plaine couverts d'énormes oliviers, des collines plantées de vignes, bordées d'amandiers et d'aloës, collines peu productives, sans doute, mais renommées, dédommageant par les vins de table légers et exquis qu'elles donnent; des coteaux agréables (bien qu'agrestes), par cela qu'on y voit croître spontanément un nombre infini d'espèces végétales des pays méridionaux, tels que les cristus laurifalius, villosus, rosens, italicus, etc., le laurier, le pistachier, le micocoulier, les genêts d'Espagne fleuri, épineux, l'aloës, etc.. Puis se présentent des sites horizontaux, variés, pittoresques; l'air y est pur et sain, les eaux excellentes; exposés au Sud, abrités des vents du Nord et chauffés par le soleil, la constitution atmosphérique s'y maintient douce et à-peu-près uniforme pendant la froide saison, dont la durée moyenne est d'environ un mois.

Nous ne voulons pas nous appesantir sur le mérite de chacun de ces beaux emplacemens d'hiver, nous dépasserions les bornes de ce travail; nous nous contenterons de dire qu'on y trouvera de vastes prairies émaillées de marguerites, de violettes, tussillages et autres fleurs hivernales, de beaux et nombreux jardins offrant des masses d'arbres fruitiers, pêchers, figuiers, abricotiers, grenadiers, etc., qui jouissent du double privilége de donner des fruits les plus précoces et les plus exquis du pays.

Considérée au point de vue général, collectif, la vallée du vieux Vallespir, actuellement vallée des cantons d'Arles et de Ceret, offre des conditions climatériques plus concluantes en faveur de son influence hygiénique et thérapeutique chez les malades qui se rendent aux nombreuses résidences méridionales placées, jusqu'à ce jour, à la tête des stations de ce genre, telles que Nice, Mantoue, Rome, Madère, Le Caire, etc.

Nous ajouterons donc qu'on trouvera dans la région méridionale que nous venons signaler de nouveau, non-seulement des haies épaisses d'orangers et de citronniers en plein vent, de la hauteur de sept mètres, toujours chargés de fruits ou de fleurs, mais encore d'un palmier-dattier, au milieu d'un beau jardin, étalant ses gigantesques fleurs, et aussi beau que les plus remarquables individus de l'Afrique.

Mais revenons au site aquifère, au vallon de prédilection, à Amélie-les-Bains en un mot, aux alentours de notre maison thermale : la température atmosphérique y est encore plus égale, plus douce, plus constante; son élévation au-dessus du niveau de la mer est de deux cent trente-deux mètres; elle se trouve surtout abritée des vents du N. et N.-E. par une des chaînes horizontales de

nos monts pyrénéens, dite *Montagne de Montbolo* : de
là l'extrême rareté des grandes vicissitudes atmosphériques, des vents impétueux si fréquens dans les plaines
maritimes, même aux stations hivernales les plus réputées,
Nice, *Mantoue*, *Naples*, *Madère*, *etc.* Hâtons-nous
de le dire : ces coups de vent, ces rafales quotidiennes et
les conditions climatériques qui en résultent, sont éminemment contraires aux catarrheux. Personne n'ignore
aujourd'hui que c'est aux variations brusques et répétées
de la température atmosphérique, que sont dues les
affections larynyo-bronchiques épidémiques, angines,
amygdalites, croups, coqueluches, grippes, etc. Les
médecins savent surtout que ce n'est point impunément
que les personnes atteintes de maladie chronique des organes de la respiration s'exposent à ces anomalies de
l'atmosphère. Mais, ce que tout le monde ne sait pas
encore, c'est que les exaspérations ou aggravations des
affections gutturales et pulmonaires ne sont pas toujours
produites par le refroidissement passager; elles ont souvent
lieu par l'action directe, immédiate de certaines substances hétérogènes sur les muqueuses bronchiques. En
effet, il est des régions terrestres, en général méridionales
et maritimes, où la terre, desséchée par les vents et le
soleil, se pulvérise, se réduit en corpuscules presque invi-
sibles, qui s'élèvent et se mêlent avec l'air à la moindre
agitation, au plus léger vent; cette poussière fine et
excessivement tenue est en partie déposée sur les plantes,
les arbustes, les arbres et y reste sous la forme de duvet :

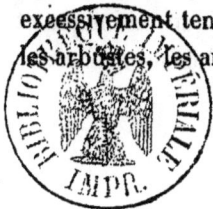

il serait nécessaire qu'il plût de temps en temps pour abattre cette matière corpusculaire, qui se modifie et finit par acquérir des qualités nuisibles. Mais, un vent bas souffle ; la poussière fine est entraînée en tourbillon, entre dans les yeux, dans les fosses nasales et pénètre dans les voies bronchiques ; de là, les effets irritatifs des vents poudreux chez les sujets prédisposés aux maladies du larynx et des poumons, à plus forte raison chez ceux qui en sont déjà atteints au type chronique.

Dans le site agréable, commode, riant, rustique, pittoresque, sauvage, où coulent à grands flots les eaux minéro-thermales qui nous occupent, c'est pendant les temps froids qu'on voit s'élever, à cet espace restreint (400 mètres de circonférence environ), des masses de vapeurs sulfureuses qui se mêlent à l'air atmosphérique, en adoucissent la température.

D'autre part, il y a la chaleur souterraine provenant de la roche qui sert de lit aux nombreux courans d'eau thermale. Cette chaleur intérieure modifie avantageusement la température de la maison et celle de l'air ambiant ; c'est elle encore qui, conjointement avec l'élément sulfureux, entretient la force végétative, type que l'on remarque dans ce petit espace. Voilà ce que nous avions à soumettre au lecteur sur la température de notre maison de santé et sur la température climatérique du lieu, aux points de vue général, physique, chimique et topographique ; voici ce qui nous reste à lui faire connaître, relativement à l'application ou appropriation hygiéno-thérapeutique dans les maladies du poumon et autres :

On le comprendra....... Nous ne venons pas dire aux médecins : envoyez vos Phthisiques à Amélie-les-Bains en hiver, où ils trouveront une constitution climatérique égale, uniforme, élevée (20 à 25°) et des chambres chauffées au moyen de tubes remplis d'eau thermale et marquant de 25 à 30° centigrades, la nuit comme le jour. A ce sujet nous rappellerons que, quoique auteur du mode de chauffer les appartemens et chambres par l'eau thermale circulant dans des tubes métalliques, nous l'avons depuis long-temps abandonné, ce mode, comme défectueux et peu sain. Mais, en ce qui concerne la haute température extérieure ou climatérique, nous répondrons tout d'abord que rien n'a démontré jusqu'ici que, par sa seule influence, la diathèse scrofuleuse, l'évolution tuberculo-pulmonaire aient été prévenues, enrayées, annihilées. L'on sait que la Phthisie sévit cruellement sur les habitans de la Martinique, qui n'a point d'hiver, sur ceux de la Romagne, de la Sicile, des îles Baléares, de Madère, comme elle sévit sur les habitans des pays moins favorisés du ciel.

D'une part, ce n'est pas nous qui réglons les variations atmosphériques, qui réglons la pluie et le soleil, qui faisons le beau et le mauvais temps ; et encore aurions-nous ce pouvoir que nous n'arriverions pas à obtenir une régularité plus bienfaisante.

En effet, si nous portons nos regards vers l'espèce humaine nous voyons que la peau chez certaines personnes est plus ouverte que les divers autres émonctoires. Il en est qui, par la moindre chaleur, le plus petit mouvement, ou pour la plus légère maladie, suent abondamment, lorsque d'autres qui ont beau s'agiter, même par les plus fortes chaleurs, ne suent jamais ou peu. C'est qu'il y a des dispositions originelles, individuelles, des idiosyncrasies pour les émonctoires : ceux qui ne suent pas urinent abondamment, car il faut que l'émonction se fasse par une voie ou par une autre.

Ainsi, on voit des sujets qui ne peuvent subir l'action d'une chaleur un peu exagérée, se couvrir avec excès dans leur lit sans être pris à l'instant de diarrhée, ou sans rendre une quantité excessive d'urine.

Des phénomènes du même ordre ont lieu chez les personnes atteintes d'affection chronique du poumon ou autres. Celles qui gardent la chambre recherchent, en général, une température élevée ; cela tient, sans doute, à la nature de la maladie et à la débilité qui en est la conséquence, car presque tous les catarrheux sont éminemment sensibles au froid : aussi, les uns demandent 20° de chaleur, les autres en voudraient 25 ; il en est qui exigent que la chambre soit maintenue aussi chaude le jour que la nuit.

Mais le malade se couche mollement sur la plume, se couvre démésurément dans son lit de couvertures de laine, s'entoure de cruchons d'eau bouillante, la chaleur

du corps s'accroît, devient excessive, provoque des
réactions fébriles plus ou moins intenses, exaspérant les
symptômes catarrheux et amenant des déperditions affai-
blissantes. Le docteur est appelé pour remédier à ces
accidens ; il regarde cela comme des redoublemens nocturnes occasionnés par une recrudescence d'irritation
bronchique aiguë, et il a raison, car c'est une surexci-
tation de la muqueuse pulmonaire, mais produite par
un excès de chaleur qui a passé inaperçu.

Mais, parmi les malades qui passent l'hiver à la maison,
il y en a un certain nombre auquel leur médecin a pres-
crit un exercice modéré au soleil, de midi à trois heures.
Nul doute que presque tous profitent de cette bienfaisante influence. Eh bien! et nous devons le dire, car
c'est là un fait pratique de la plus haute importance,
puisqu'il conduit à des applications prophylactico-théra-
peutiques de tous les jours et de tous les momens ; nous
voyons que ces malades ont pris des refroidissemens qui
ont souvent des suites fâcheuses ; mais, nous devons dire
aussi, après nous être informé, que ces malades se
tenaient trop chaudement couverts dans leurs appartemens, où la température était déjà assez élevée ; il en
résultait des manifestations incessantes d'un mouvement
expansif, général ; la peau était chaude, les pores exhalans
plus ouverts, plus dilatés ; l'émonctoire cutané fonctionnait
tout en plein.

D'un autre côté, le temps sera incertain ce jour-là,
et comme à cette époque de l'année c'est la chaleur

directe des rayons du soleil qui fait principalement la
température du jour, il pourra se faire qu'en son absence,
pendant quelques minutes, on ressente un froid sensible
qui peut devenir plus ou moins nuisible aux malades.

Outre les observations cliniques que nous avons été
à même de faire sur les lieux, nous avons cherché à nous
enquérir de celles qui nous ont été transmises à ce sujet
par nos prédécesseurs. Il résulte de nos recherches que,
selon De Haën, Quarin, Barbier et autres auteurs anciens
ou modernes, la température des chambres occupées par
des fiévreux ne doit pas dépasser 10 ou 12° Réaumur.

Ces médecins, il faut en convenir, n'ont fait qu'effleurer
jusqu'à ce jour cette question importante. Le désaccord
qui existe entre hommes d'élite sur le peu qu'on a écrit a
ce sujet ne peut laisser le moindre doute à cet égard. Dans
cet état de choses, et en attendant des éclaircissemens
plus précis sur cette matière, nous nous permettrons de
déduire de nos faibles études les règles et principes
suivans :

La base principale, c'est la corrélation intime qui doit
lier la chaleur extérieure ou climatérique, de manière à
prévenir l'influence nuisible des vicissitudes atmosphériques
sur les personnes malades ou non malades de la maison.

Pour obtenir ce résultat, nous avons créé une température intérieure de 10 à 15° Réaumur : elle est produite
par le calorique qui se dégage sans cesse des diverses
sources enfermées dans les constructions et se maintient au
même degré dans les grands salons et galeries, bien que

l'air extérieur y soit constamment renouvelé. La température des chambres est moins élevée de 2 à 4°. Cette
chaleur des grands appartemens et des chambres coïncide
avec une température atmosphérique de 2 à 6°. La première peut être augmentée ou diminuée en donnant
moins ou plus d'accès à l'air extérieur, en déplaçant une
partie du calorique qui se dégage des sources : quant à
la seconde, nous l'avons dit plus haut, il n'est point à
notre pouvoir de régler, de modifier les vicissitudes atmosphériques, nous devons nous contenter d'en éviter
les mauvais effets. On conseillera aux malades de s'abs-
tenir de toute promenade lorsque le vent souffle, surtout
du Nord-Ouest, ou bien d'aller en voiture ou en chaise-
à-porteurs.

Il n'est point jusqu'à la chaleur solaire, cette essence
suprême, dont l'action vivifiante et réparatrice est si bien
démontrée, qui ne puisse et ne doive être modifiée dans
ses applications hygiéniques et thérapeutiques. Le soleil
en son Midi, bien qu'en hiver, darde parfois ses rayons;
il est trop ardent pour les malades qui s'y tiennent long-
temps. Que de fois n'a-t-on pas vu l'impression violente
(coup de soleil) que les chauds rayons de cet astre ont
produite sur ceux qui s'y trouvaient exposés, amener de
graves accidens et même la mort ! — Que de fois n'avons-
nous pas été témoins que des personnes, menacées de
tuberculisation pulmonaire, ont été plus ou moins incom-
modées par suite d'expositions trop brusques ou trop
prolongées au soleil ! — Pourquoi alors, se refuserait-

on à admettre, pour la médication préventive ou curative
des maladies chroniques des organes pulmonaires et autres,
la prescription progressive que nous avons adoptée pour
l'emploi des eaux, de la vapeur et autres substances médicamenteuses dans le traitement de ces mêmes affections
chroniques? On peut comprendre déjà qu'il ne s'agit pas
seulement d'un résumé sur le traitement de la *Phthisie
par le déplacement des malades.* Il s'agit d'une médication combinée par déplacement, consistant dans l'asso-
ciation des eaux hydro-sulfureuses thermales, *Piscine
natatoire*, salles et salons d'aspiration, cabinets d'étu-
ves, etc., sources analogues à celles de Bonne, Cauterets,
Barèges, etc.; pour l'usage interne, de la douce température de l'établissement, de la constitution climatérique
et de certaines préparations médicamenteuses.

Mais, cette médication combinée et complexe n'est
pas uniquement opposée à la Phthisie Pulmonaire ou
Laryngée; nous l'employons, avec un égal succès, dans
une foule de maladies chroniques, non moins rebelles,
telles que : Dartres, Rhumatisme, Sciatique, Lumbago,
Myélite, Mal de Pott, Paraplégie, Goutte, Calculs
vésicaux, Gravelle, défaut d'Hématose, Dyspepsie,
Chlorose, Scrofule, Glycogénie, Albuminusie, Diabètes,
Névralgies, Vésanies, etc.

La Maison, outre ce concours de moyens prophylac-
tico-thérapeutiques, offre encore quelques ressources ou
auxiliaires qui ne sont pas à dédaigner. Située sur un
plateau, elle est entourée de jardins, de parterres, de

promenoirs horizontaux, couverts de fleurs et bordés d'orangers, yuccas, aloës, palmiers et autres plantes asiatiques ou africaines. La végétation y est luxuriante et l'air pur et sain : il en résulte que les malades, peu disposés à trop s'éloigner de la Maison, peuvent profiter du soleil tout en se tenant à l'abri des variations passagères du temps. Il y a des vues et des arbres de tous les côtés ; des sites variés et très-pittoresques, tels que gorge de montagne, rochers sourcilleux taillés à pic, cascade dite d'Annibal, gouffres profonds, chûtes et jets d'eau de toute espèce ; haies de grenadier, lauriers-rose et autres arbres et arbustes des pays méridionaux, du fort Lagarde et du magnifique Etablissement Thermal Militaire.

On trouve dans notre Etablissement des chambres saines, commodes et bien tenues, une bonne table servie à une heure réglée et appropriée aux diverses nécessités des malades.

Voilà notre résumé sur la médication de la Phthisie et autres affections chroniques par le déplacement des malades, telle que nous l'avons comprise et réalisée. Nous croyons que cette médication réunit toutes les conditions de succès désirables. Nous ne saurions trop le redire, il ne s'agit ici que des malades : les malades avant tout : le luxe, le somptueux, l'extension, en un mot les diversions morales bruyantes, retentissantes, leur sont plutôt nuisibles que profitables.

Le service balnéatoire d'hiver n'est point comparable
à celui d'été. Il en est de même de la clientèle : jusqu'à
présent, elle n'a été guère composée que de personnes
aisées sinon opulentes. Il est fort rare de voir arriver les
malades seuls; ils sont accompagnés d'une bonne , d'un
domestique ou de quelques membres de leur famille.
Ainsi, il résulte de nos recherches statistiques à ce sujet,
que, parmi trois cents résidans pendant la saison d'hiver,
il n'y a eu que deux cents malades ou malingres , tandis
que sur le même nombre de résidans d'été, il y en a eu
plus de deux cent cinquante.

Il nous semble donc que la résidence médicative pour
les malades est, dès à présent, suffisamment constituée.
Nous croyons aussi qu'il en ressort la conséquence rigou-
reuse que les chroniques qui se déplacent pour faire un
traitement complet, qui ont besoin d'absorber l'ingrédient
sulfureux, doivent se loger à la Maison Thermale ou
s'établir le plus près possible , de manière à pouvoir se
rendre aux salles de bains et vapeurs sans s'exposer à des
refroidissemens. Il appartient aux Médecins d'apprécier
l'opportunité et les contre-indications.

On le voit, ici la question n'était pas simple; il y avait
une question d'urgence médicale , nous ajouterons de
bonne foi, qu'il fallait trancher. Il en est une seconde,
moins utile, moins obligatoire, d'avenir enfin que nous
ne pouvons pas nous dispenser d'examiner.

Nous voulons parler des résidences méridionales dont
il s'agit, quand il y a grande affluence de monde. Inutile

d'entrer dans des détails à cet égard : disons que, pour répondre aux besoins ou exigences de cette multitude d'émigrans, il faut l'étendue, l'agrandissement, la magnificence, tout ce qui peut, en un mot, élargir le cercle des diversions morales.

C'est là, il faut en convenir, le complément des créations de ce genre; c'est là le même sujet repris sur une plus grande échelle, s'élargissant, s'agrandissant au point de devenir une précieuse source de richesses publiques.

Les étrangers sont les premiers qui ont bien compris toute l'importance de cette double situation *humanitaire* et *industrielle*; aussi en ont-ils profité avec habileté. Nous jouissons d'un beau soleil, d'une douce température pendant l'hiver, qui permet des habitations fixes et abritées, lesquelles sont recherchées depuis longtemps de malades ou malingres venant des pays septentrionaux, se sont dits les indigènes, et *tous* de comprendre leurs véritables intérêts, de se concerter, de se mettre à l'œuvre, c'est-à-dire prescrire, arrêter les moyens de parvenir sûrement au grand but proposé : celui de se créer une nombreuse et riche clientèle.

Nous ne venons pas remémorer les stations de ce genre, qui, par suite des efforts incessans des habitans, reçoivent déjà tous les ans une société nombreuse et distinguée : à Dieu ne plaise que nous prétendions apprécier, d'après les différentes comparaisons des températures, leurs mérites ou leurs inconvéniens. Ce que nous cherchons, c'est de faire ressortir toutes les améliorations et innovations introduites dans cette médication de diversion morale, c'est de mettre ce progrès sérieux sous les yeux d'hommes compétens. On le comprend, il ne s'agit pas maintenant de nous reprocher nos défauts et nos fautes : il s'agit seulement de nous renseigner et de profiter des enseignemens sérieux qui nous sont donnés. Nous remonterons donc à la principale source.

Nice est la résidence type de prédilection qui, jusqu'ici, a été placée à la tête des stations de ce genre que nous ayons en Europe. Nice réunit l'élite de la société Européenne pendant l'hiver : le chiffre des principales familles qui ont séjourné à Nice, pendant l'hiver de 1856 à 1857, s'est élevé au-dessus de 200; on y a compté jusqu'à 800 riches étrangers. Les Niçois sont intelligens; dès qu'ils ont compris leurs vrais intérêts, ils agissent avec persévérance, avec ardeur. On n'y trouvera plus d'indifférens, de paresseux, d'apathiques : aussi Nice n'est point une station uniquement privilégiée à raison de son doux climat, elle l'est bien davantage par tout ce qui lui a été adjoint pour rendre la vie plus facile et plus agréable aux émigrans.

Ajoutons encore : si Nice n'était autrefois presque rien, comparativement à ce qu'elle est aujourd'hui, cela n'est pas dû seulement à ce que donne son climat, joint aux efforts et aux sacrifices de ses habitans indigènes; il a fallu, pour arriver au résultat désiré, le concours incessant du Gouvernement et des diverses autorités locales.

Nous le répétons : c'est là où chacun peut voir par ses yeux, et partant juger ce que l'on peut, avec du travail, de l'intelligence et de l'union, obtenir en pareil cas, c'est-à-dire lorsqu'on peut disposer d'un soleil resplendissant et d'un sol tempéré et fertile.

Nous sommes français, mais nous écrivons aussi pour ceux qui ne le sont pas ; nous aimons à donner des renseignemens et des conseils. Nous en recevons à notre tour, des conseils et des renseignemens, avec reconnaissance.

Un ami a bien voulu nous tenir au courant de toutes les occasions de distraction et de diversion morale que les étrangers peuvent se procurer à Nice, pendant la saison d'hiver. Nous saisissons la première occasion pour les faire connaître dans notre pays, comme aussi nous le tiendrons au courant de toutes les améliorations qui peuvent être introduites dans la médication hivernale que nous dirigeons, *à la résidence d'Amélie-les-Bains.*

On peut le dire sans crainte d'être démenti, Nice, en ce qui concerne le double avantage du confortable et de la diversion morale, se trouve placée à la tête des premières résidences de ce genre, que nous ayons en Europe. Rien n'y manque sous ces deux rapports. Là, se trouvent, à la disposition des étrangers qui y affluent sans cesse, des maisons garnies, des hôtels magnifiques, quelques-uns représentant de véritables palais, des tables d'hôte à toute heure du jour, des pensions à tout prix, fournissant à la classe aisée, opulente, les moyens de régler la dépense ou de satisfaire ses désirs ; on y trouve aussi des bureaux de renseignemens pour les arrivans. D'autre part, les habitans, désireux de satisfaire les étrangers, s'efforcent de leur procurer tout ce qui peut contribuer à leur bien-être et à leur agrément ; il y a des Commissions administratives économiques qui reçoivent les plaintes et réclamations légitimes, qui leur inspirent la confiance de s'adresser à elles en toute circonstance. Ces Commissions prêtent l'oreille aux récits des voyageurs qui ont visité des pays divers, des malades qui ont passé un hiver à une résidence où l'on s'était efforcé de leur rendre la vie facile et agréable, où l'on avait rempli à leur égard tous les devoirs de la plus bienveillante hospitalité. On prend immédiatement note de ce qui manque à Nice et de ce qui peut se faire ; enfin, jamais une indécision, une difficulté, une inquiétude ne dureront pour les étrangers que le temps nécessaire pour aller de leur domicile au bureau de la Commission. L'abus est détruit, la négligence réparée.

On y trouve de plus, réunis, de nombreux moyens de distraction ; ainsi, on peut se procurer, à des prix modérés, des calèches et des chars, des chevaux et des ânes pour la promenade ou les courses de montagne. On trouve également, en ville, des cabinets et des abonnemens à la lecture : enfin, des agences de publicité universelle, journaux quotidiens, journaux et revues anglaises, françaises, italiennes, allemandes ; nouveautés littéraires et scientifiques.

Il y a salle de spectacle ; des réunions, cercles ou casinos dans lesquels les étrangers sont admis moyennant un abonnement modique.

Les environs de Nice présentent aussi de tous côtés des ressources fécondes multipliées, pour occuper les loisirs des immigrans. Les environs de la cité offrent, en effet, des promenades délicieuses, divers objets qui méritent d'attirer l'attention de l'étranger. On cite le jardin de M. Suzanni. Placé auprès de la place d'Armes, ce jardin est remarquable surtout par une très-belle collection de rosiers et par un magnifique laurier (laurus nobilis).

En remontant la même rive droite du Paillon, on arrive au pied de la colline où sont situés l'élégante église de St.-Pons et le beau jardin de Mme veuve Clary. On voit là, sans contredit, la plus belle orangerie qu'il y ait dans la province de Nice : les orangers sont chargés de leurs fruits, qui ont acquis en hiver la belle nuance dorée qui indique la maturité.

Sur l'autre rive du Paillon, dans le quartier St.-Roch, on peut visiter les belles collections de géologie et d'histoire naturelle de MM. J.-B. Bisso et Philippe Gony, ainsi que leurs admirables sujets d'orangers et de citronniers. Ce lieu est abrité ; les plantes tropicales y prennent beaucoup de développement, on y admire un magnifique *Diospyros-Kaki*, arbre du Japon, dont le fruit est sucré et acidulé tout à la fois.

Puis vient le quartier de Riquier et de Montboron.

Ce qu'il y a à voir, c'est le fort Thaon, la belle propriété de M. Laurenti, le beau palmier de M. Cougnet; près de la mer, les propriétés Claridge, St.-Vallier, Stuart, Sarrato, la grotte du docteur Lefèbre, à l'angle de l'anse du lazaret. On y trouve aussi un gisement d'animaux fossiles curieux.

De Nice à Villefranche, les promeneurs peuvent choisir entre la voie maritime, à l'aide des petites barques du port et celle de terre, par la vieille route qui, quoique montueuse et raide, est ombragée jusqu'à son sommet par les oliviers qui en bordent les deux côtés; elle présente de fort jolies échappées de vue sur la ville de Nice, sur le port, sur la baie, sur la campagne, particulièrement sur la plaine de St.-Roch et ses riches cultures.

Au pied de la montagne de Villefranche existe une verrerie qui mérite d'être visitée, car elle constitue une des rares usines de la contrée.

Villefranche fut le seul port militaire des Etats Sardes. On y voit encore une darse, un arsenal et d'autres établissemens.

Villefranche et la presqu'île charmante, qui n'est séparée d'elle que par la largeur de la rade, sont un des buts de promenade les plus suivis par les étrangers.

Le contour de Villefranche peut s'effectuer à pied ou à âne, par un sentier ravissant. En suivant la berge du rivage, le long de la baie de St.-Jean, on est émerveillé de la beauté de cette baie, enveloppée d'une écharpe de verdure : les eaux peu profondes permettent de distinguer les galets et les coquillages qui en recouvrent le fond.

Mais, on engage surtout l'étranger à visiter le bel établissement agricole de M. St.-Aubin, situé au quartier de Carras, proche la chapelle de St.-Augustin, et dont les beaux et délicieux produits alimentent, durant les mois de mars et avril, la table des riches étrangers momentanément fixés à Nice.

Nous ne mentionnons pas les concerts, bals au Casino, illuminations, la fête d'Etretat et autres réjouissances publiques : nous croyons en avoir assez rapporté pour que chacun puisse juger par ses yeux de ce qu'on peut, avec du travail, de l'étude et de l'intelligence, obtenir, dans l'intérêt de l'humanité, d'un très minime rayon de terre, lorsqu'il a le double privilége d'être abrité, et animé par un beau soleil méridional. C'est là, en un mot, le résumé de tout ce qui a été ajouté à ce que donne le doux climat de Nice, par les persévérans efforts de ses habitans.

Voici le résumé comparatif de ce que nous croyons pouvoir être ajouté aux avantages d'une douce tempéra- ture atmosphérique et d'une médication thermale.

Nous nous sommes expliqué plus haut à ce sujet : il s'agit de donner toute l'extension, tout le développe- ment désirable à la résidence hygiéno-thérapeutique hivernale d'Amélie-les-Bains, sous le rapport du con- fortable et sous celui de diversions morales.

Nice n'était rien jadis, à côté de ce que Nice est aujourd'hui, de ce que Nice sera plus tard : Amélie-les-Bains, à ce point de vue, n'est *peut-être* rien aujourd'hui à côté de ce qu'Amélie sera dans deux, dans quatre ans au plus : nous ne savons pas si on nous comprend, mais ce dont nous ne saurions douter, c'est que nous serons compris plus tard.

Que ceux donc qui peuvent nous écouter nous suivent dans nos recherches comparatives et ne se rebutent pas ; qu'ils se souviennent que tout n'est pas pour le mieux dans le meilleur monde possible : l'humaine nature a autre chose à faire que de se croiser les bras parce qu'elle dispose d'une partie de ce qui est utile et agréable à son existence ; elle verra enfin que l'œuvre d'avenir qui nous occupe, quelque immense qu'elle paraisse tout d'abord, n'est point au-dessus des efforts réunis de nos concitoyens.

Amélie-les-Bains est un nid abrité, mais il ne saurait suffire aux besoins d'une nombreuse clientèle. L'hôpital thermal militaire et les deux établissemens civils remplissent déjà cet espace communal trop restreint : pour arriver au résultat désiré, il faut chercher à utiliser la vallée, en empruntant du terrain aux communes d'Arles, de Palalda, de Reynès, de Ceret, de Maureillas, de St.-Jean-Pla-de-Cors, formant ensemble la résidence dont il est question.

C'est dans cet ensemble qu'on trouvera l'étendue, les

emplacemens, les abris, le soleil, la végétation, les produits du sol et autres germes qui doivent constituer le grand tout d'avenir que nous venons signaler.

La vallée du Tech, considérée à ce point de vue, présente une étendue d'environ huit kilomètres; elle est formée par un triple rang de montagnes et collines, les unes garnies de châtaigniers et de chênes-liége, les autres plantées de vignes, d'amandiers, de cérisiers, de grenadiers, etc.

Au pied de ces hautes montagnes et de ces fertiles coteaux coulent impétueusement les eaux presque toujours limpides du Tech. Dans son lit sinueux et qu'il s'est creusé souvent au milieu des précipices, ce petit fleuve ne cesse, dans tout son cours, de suivre la ligne à peu près horizontale, ce qui permet d'employer ses eaux soit à l'arrosage de prairies et jardins, situés près de ses bords, soit au service des diverses mines, notamment de fer, que l'on y remarque.

Il ne faut pas plus d'une heure et demie pour parcourir à pied la route impériale tortueuse, toujours sèche, et qui, bien entretenue, longe la rive droite de cette verte vallée : les voyageurs la trouvent ravissante et comparable à celles de la Suisse, plus les produits méridionaux : elle offre successivement, dans ses divers contours, des ravins, des gouffres, des cascades, des précipices, des monts hérissés d'épais taillis, des gorges profondes dominées par des montagnes taillées à pic, des usines de fer, des carrières de marbres de toute espèce, différens ponts, entr'autres celui de Ceret, si remarquable par sa grande arche à plein ceintre et par sa hauteur, le fort Lagarde, le hameau de Montbolo, l'ermitage de St-Ferréol et l'antique couvent des Bénédictins qui, par leur position culminante, ménagent à l'observateur les points de vue les plus ravissans, tels que : le cours sinueux du Tech, les vastes alentoùrs de Ceret et Maureillas, couverts d'oliviers et d'arbres fruitiers, et la belle plaine du Roussillon avec son riant littoral.

Là s'arrête l'examen du présent, ici commence l'étude de l'avenir, celle des différens germes que nous avons signalés.

Ces élémens sont d'abord certains sites ou abris, situés le long de la rive gauche du Tech, au pied des collines un coteau que nous avons déjà mentionné. Ces espaces de terre-plats et unis ont une étendue d'environ deux kilomètres. Les principaux sont connus sous les noms de Lubiri, de la Palau, Bignes, Planes, las Féches (Ceret), de Saint-Paul, la Palmère (Reynès), de Vilar, de Melcian-Guitard, Palalda, du coteau Aldhuy, du coteau Pujade Joseph, Rivemale, Bernardo, la Coquillade, Arles. Ces divers sites, favorisés par les circonvallations et sinuosités des collines se trouvent abrités du vent du nord et tout-à-fait accessibles au soleil d'hiver. Tout le monde peut comprendre l'immense portée que la médecine pourrait tirer de si précieux emplacemens pour réaliser les grandes améliorations et extensions dont il s'agit. Nul doute qu'ils suffiraient pour l'édification de grands bâtimens, maisons de plaisance, châteaux, villas, etc., pour y faire des jardins, des places, des rues, y élever des bourgs et même des villes: rien n'est plus facile que d'y établir de longues et larges promenades bordées d'orangers, de citronniers, de grenadiers à grain noir, d'Yuccas (Gloriosa), de Laurieri, etc.

Ces arbres peuvent être transplantés en tout temps et l'on peut s'en procurer à Ceret, à Maureillas et à Palalda qui ont la beauté et la hauteur d'un arbre de haute futaie (1).

Tout donc milite en faveur de la rive gauche du Tech, pour ce qui concerne la création d'habitations fixes et propres à devenir des succursales naturelles et précieuses d'Amélie-les-Bains.

Mais, est-ce à dire que, par cela que ces habitations seront à l'abri des âpretés de l'hiver et appelées par conséquent à rendre d'utiles services pendant la saison thermo-hivernale, nous prétendions les limiter, les exclure, ces services, au point d'y renoncer dans les autres saisons? A Dieu ne plaise que nous ayons eu de pareilles intentions : nous sommes convaincu, au contraire, que les créations futures, aux points assignés dans la partie gauche de la vallée, deviendront tout aussi nécessaires pendant l'été que pendant l'hiver. Ce n'est pas nous qui proposerons de séparer des choses qui doivent être liées

---

(1) Qu'on vienne visiter le promenoir horizontal que nous venons d'improviser auprès de nos buvettes et on sera convaincu.

entr'elles. Nul doute que le succès en médecine ne soit dû généralement au concours des choses : ajoutons , que si l'hiver n'y dure guère que 20 à 25 jours , que si l'on n'y éprouve jamais trop froid pendant ce laps de temps, on n'y a pas trop chaud en été ; car, si parfois la chaleur s'élève jusqu'à 25° Réaumur, le soleil couchant ramène tous les soirs dans la vallée une brise légère (N.-O), vent étésien , qui en tempère les ardeurs.

La rive opposée mérite aussi d'attirer notre attention : elle est remarquable par ses sites variés , par sa vigoureuse végétation , par ses beaux et nombreux jardins sans cesse humectés , ses ruisseaux rapides, sa jolie route en grande partie bordée d'arbres ; elle est surtout ravissante pendant les belles saisons. Les terrains en pente sont tapissés de châtaigniers et les bas-fonds ou abris fournissent les cérises , les pêches , les abricots et les fruits les plus savoureux de la contrée.

Comme sur l'autre rive, l'atmosphère y est pure, d'une température agréable , ni trop sèche ni trop humide ; les pluies printannières et automnales sont amenées par le vent du Midi ; de fréquentes pluies d'orage préviennent les fortes sécheresses d'été.

L'eau destinée à la boisson ne contribue pas moins à la santé que l'air : outre que les sources abondent dans toute la vallée, l'eau en est partout légère , limpide et savoureuse ; enfin, il ne règne sur aucun point des maladies endémiques ; on n'y voit ni goûteux, ni crétins ; les épizooties y sont fort rares.

Mais, il est encore des annexions qui, bien qu'accessoires, doivent être mentionnées ici : outre l'exercice
local ou les buts de promenade de la résidence, il en est
d'autres qui, plus étendus , plus variés et par conséquent
plus fortifians, sont très-souvent recherchés par les
baigneurs.

L'amateur de beaux sites, le naturaliste, le malingre,
qui se ménagent des buts d'excursion comme moyen
hygiénique, trouveront encore à la résidence *hiverno-
estivale* d'Amélie, une foule de lieux dignes d'attirer
leurs regards.

On fait le trajet (trois heures) d'Amélie-les-Bains à
Corsavy en voiture : le voyageur peut bien déjeûner à
Arles ; en été, on lui servira la fine truite de Riu-Ferrer;
en hiver, il pourra compter sur l'omelette aux truffes
très-parfumées de Montferrer; il verra, en passant, les
restes remarquables de l'antique abbaye de Saint-
Benoît; une grande et belle église, le vaste et curieux
cloître en marbre du pays, la tombe de granit, dont
l'eau miraculeuse ne tarit jamais, renfermant des
reliques des *Saints Abdon* et *Sennen* , et le bel autel
en marbres fins et variés d'Italie.

A une lieue d'Arles, il pourra visiter la *Grotte d'en
Pey* , si remarquable par ses vastes et nombreuses
anfractuosités tapissées de salactites, qui affectent les
formes les plus bizarres. Là, on admire, non sans
stupéfaction, le précipice type de *la Fou*; il est rare de
voir les personnes du sexe arriver aux plus hautes crêtes

calcaires : il est un point culminant, spécial, où le curieux vient se placer et d'où il peut contempler les nombreuses circonstances accidentelles de cette fabuleuse échancrure rocheuse. Tout porte à croire que cette immense coupure a été plutôt l'effet d'une évolution primordiale du globe que celui du creusement successif des eaux de la ravine qui en longe tout le fond. La vue se porte tout d'abord sur son étendue et sa profondeur, et puis sur les deux surfaces rocheuses, taillées à pic, noircies et fissurées par les injures du temps, son aspect tortueux et sombre, ses nombreux paliers rocheux, tantôt ronds, tantôt carrés, tantôt irréguliers, garnis de tilleuls, de lauriers et de pistachiers séculaires; enfin, on y distingue des ouvertures, antres, cavernes, où le hibou et bon nombre d'oiseaux nocturnes viennent passer le jour : l'aigle blanc des Pyrénées vient s'y abriter la nuit ; il s'y trouve enfin une cavité caverneuse où l'on peut descendre à l'aide d'échelles, que nous avons nommée *Caverne des Reptiles* à cause des dépouilles de serpens qu'on y rencontre.

Le voyageur part de Corsavy à dos de mulet, visite les riche mines de fer de *Batère*, et, si le ciel est exempt de tout nuage, il poussera son excursion jusqu'au pic du Canigou, en s'arrêtant au pied des dernières crêtes si le brûlant soleil d'été n'a pu en faire encore disparaître la neige.

Quoi qu'il en soit, le spectateur, placé au sommet des montagnes agglomérées, voit se dérouler, comme par

enchantement autour de lui, les tableaux les plus
ravissans : ce sont des crêtes dentelées se cachant dans
les nues, de vastes pelouses jonchées de violettes bleues,
jaunes et autres fleurs de gazon; des pentes tapissées
de rosages ferrugineux fleuris, de délicieuses vallées
avec leurs forêts plus que séculaires de pins ou sapins ,
leurs bons pâturages, leurs chalets, leurs lacs et gouffres,
leurs torrens impétueux se jetant avec fracas au milieu
des précipices qu'ils ont creusé dans leurs cours.

Mais le naturaliste qui s'occupe de zoologie et de
botanique observe et ne s'arrête pas : pour lui, le
Canigou n'a ni sentiers tortueux, ni chemins raboteux:
entraîné par l'espoir de faire quelque acquisition utile ,
il va droit au point de la surface rocheuse le plus acci-
denté; l'aspect menaçant d'un bloc de roche à demi-
détaché, la vue d'un gouffre encaissé, sans bords , ne
l'arrête pas; il se cramponne de plus belle, parvient à
franchir les divers escarpemens, arrive, enfin, au lieu
qu'il désirait explorer.

C'est un long palier rocheux en pente douce, couvert
d'une couche épaisse de terre végétale dont les sources
d'eau vive entretiennent la fraîcheur : c'est plus que tout
cela pendant les mois de juin, juillet et août : cet
espace privilégié est connu, depuis l'année 1806 , sous
le nom de *parterre botanique*, nous ajouterons l'épi-
thète *Entomologique*, car, outre une grande quantité
de plantes alpino-pyrénéennes des *plus rares* et *des plus*

rares vertus, l'amateur de la nature y trouve aussi une multitude d'insectes curieux, qui sont attirés par la diversité des fleurs.

Il est un autre but d'une excursion spéciale, c'est-à-dire réunissant le pittoresque à l'enseignement sérieux : on l'effectue à dos de mulet ; on part d'Amélie-les-Bains ou d'Arles et on couche à Prats-de-Mollo ou à la Preste. Il est difficile de parcourir une route plus agréable et plus intéressante sous le rapport de la beauté et de la variété des sites ; le voyageur a constamment en perspective les deux rives du Tech qui, quoique tortueuses et resserrées, ne cessent pas de captiver son esprit observateur. La végétation offre une vigueur remarquable : outre un grand nombre de peupliers, saules, frênes qui garnissent les bords de la rivière, on voit de tout côté des prairies couvertes de noyers et de pommiers qui acquièrent souvent un développement extraordinaire.

Mais, est-ce à dire que par cela qu'il s'agit de prairies, l'amateur doive s'attendre à en rencontrer d'analogues à celles cultivées en rase campagne, plates, unies, facilement arrosables, et, par conséquent, d'un très-grand rapport? Toutefois, il ne saurait voir sans intérêt agricole ces grandes surfaces en pente rapide, souvent verticales, couvertes d'un long et épais gazon : ces modestes prairies sont surtout remarquables par les travaux d'arrosement qu'elles ont nécessité : ils se composent de barrages faits en blocs de roches, en ponceaux de gros fragmens rocheux annexés les uns aux autres sans chaux et sans ciment, en canaux de pierre, de bois, portés par des murailles de soutènement ou par des piliers en maçonnerie. On a aussi recours à la mine; on cave, on creuse le rocher à des hauteurs fabuleuses, et bientôt le nouveau canal rocheux, longeant le bord supérieur de la surface indéfrichable, y répand l'eau torrentielle à gros bouillons écumeux, y forme une couche terreuse, et *l'arrosage type roussillonnais* est constitué.

Un progrès analogue, c'est-à-dire type aussi, attire l'attention de l'amateur agricole en même temps. Il ne s'agit pas d'un simple reboisement en pente; l'agriculteur pyrénéen a jugé opportun de quitter les vieilles habitudes à cet égard : ce ne sont pas, non seulement les pentes douces, unies, surabondamment garnies de terre propre à la culture et à l'élève des bestiaux, qui ont été complantées de châtaigniers : après des études sérieuses sur ce genre d'opérer de nos jours le reboisement des montagnes, le planteur a trouvé le moyen de le pousser beaucoup plus loin : il est parvenu à baisser des surfaces rocheuses droites, non seulement comme un clocher, mais encore abruptes, desséchées, accidentées, dépourvues de terre végétale et par conséquent tout-à-fait infertiles : il a complanté ou semé dans les fossés, les échancrures, les fentes, les paliers, les morènes, transporté de la terre, formé des murs de barrage, de soutènement au besoin : enfin, il n'a point reculé devant les difficultés, et les arbres ont pris et poussé avec vigueur.

Plus loin, le voyageur traverse successivement le

village du Tech et les précipices dits *los Baus de l'Ase;* il cotoie la montagne de Cos, surmontée d'une tour abîmée par la foudre, et arrive à Prats-de-Mollo , ville fortifiée. De là, on peut facilement aller visiter les thermes de la Preste, justement renommés par la vertu médicale des eaux et par la pureté de l'air qu'on y respire.

On peut revenir en ville, pour de là aller voir l'ermitage de *Notre-Dame du Coral :* la petite chapelle ne laisse rien à désirer, et la maison qui y est adjacente réunit toutes les conditions voulues pour recevoir les visiteurs.

Il n'y a pas de site pyrénéen plus propre à piquer la curiosité et à l'intéresser : les sommités de cette riche montagne forment un vaste plateau couvert d'un gazon moëlleux, émaillé de fleurs ; un promenoir horizontal aboutit à une source aussi fraîche qu'abondante; l'air qu'on y respire ne saurait être plus sain. De ce point culminant, la vue s'étend sur un immense horizon : elle embrasse à la fois les principales montagnes de la haute Catalogne, y compris les montagnes si vantées de fer et de houille de *St.-Jean de las Abadesas ,* pour l'exploitation desquelles on confectionne en ce moment une voie ferrée; la triple chaîne de nos Pyrénées, nos vallées riantes et fertiles et notre belle plaine maritime. On continue à suivre le chemin tortueux qui longe la chaîne franco-espagnole jusqu'au village de Coustouges. Dans ce trajet, (3 heures) les objets qui méritent de fixer particulièrement l'attention du voyageur sont: les villages de La Manère et de Serralongue, la montagne de Cabrenys formant trois mamelons, dont chacun est surmonté d'une tour arabesque bien conservée; les usines de fer de Galdarès d'aval, du milieu et d'amont, les vastes et productifs plateaux de St.-Laurent-de-Cerdans, le magnifique et presque complet reboisement en châtaigniers des terrains inclinés; les maisons de plaisance de MM. de Flo, d'Adhémar, de MM^{mes} d'Estrade et Delmas.

On arrive au village de Coustouges. De mémoire d'homme, il forme le but d'une excursion spéciale! L'antiquaire, l'amateur des beaux sites, le botaniste, l'entemologiste, le géologue, qui ne comptent pas les heures pour se ménager des études sérieuses, de nouvelles acquisitions, ont trouvé ce bien digne d'être exploré. Son élévation est d'environ 1200 mètres au-dessus du niveau de la mer; le sol et les montagnes adjacentes sont calcaires: outre que la roche renferme diverses espèces de coquilles à l'état fossile, on rencontre dans tous les terrains plats une autre espèce de coquille pétrifiée dont sa configuration lui a fait donner le nom de hystérolithe.

L'église, bien que modeste, est remarquable par ses restes précieux d'architecture romaine ou dorique.

A quelques mètres du village, on parvient au sommet du col qui doit servir de phare, et d'où l'on jouit d'un panorama ravissant. On voit à l'Est un vallon pittoresque, formé par deux chaînes calcaires, offrant partout des déchiremens, des anfractuosités, des cavernes en grottes, dont les parois sont recouvertes de Stalactites blanches qui affectent les formes les plus bizarres, et une grande quantité d'autres pétrifications non moins curieuses. Mais en face (Sud) se présente l'interminable montagne calcaire de *Sant-Aniol*, aussi remarquable par les déchirures de sa surface que par les dentelures de sa sommité.

C'est au milieu de cette agglomération informe de rochers calcaires, de grottes profondes et étroites, au milieu de bois noirs, de précipices affreux, que s'élève une belle montagne dite le *Puig de Besaguda*, surmontée d'un rocher rond et crénelé qui, vu de loin, a l'aspect d'un dôme artificiel : mais la montagne de Besaguda n'est pas seulement renommée par sa hauteur et sa jolie configuration, par sa situation, ses points de vue; elle est devenue célèbre aussi par le campement des émigrés en 1794, et par sa richesse en insectes, en plantes Alpino-Pyrénéennes et autres. Aussi est-elle souvent visitée par les naturalistes de tous les pays, qui s'y rendent pour faire des collections, soit de minéraux, soit de végétaux, soit d'insectes. La science devra à *Xatart*, botaniste aussi modeste que distingué, la découverte de cette intéressante station. C'était en 1819 que notre généreux compatriote y conduisit Thonin, professeur au jardin des plantes de Paris, et plusieurs autres naturalistes célèbres. Nous étions du nombre des visiteurs. La montagne et ses alentours furent complètement explorés : nous la gravîmes d'abord jusqu'au col : une large pelouse dont la végétation offre une vigueur remarquable. C'est là que l'on voit encore quelques baraques restées du camp cité plus haut ; puis, on arrive au pied du rocher calcaire, taillé à pic, en forme de coupe, et que l'on parvient à gravir par un seul point, en s'aidant des mains et des pieds.

Ce sommet est un plateau ovale, plat, raboteux, pierreux, partagé en deux par une profonde et étroite échancrure ; il n'est dominé que par les pics du Canigou. La vue s'étend au loin ; au moyen d'une lunette d'approche on distingue Vich, Barcelone et d'autres villes principales de la Catalogne ; ajoutons que cette enceinte escarpée servit deux fois de retranchement à la faible et malheureuse légion de réfugiés français.

Le but de l'exploration scientifique se trouvait rempli également : les explorateurs avaient obtenu tout le résultat désiré ; ils avaient un excellent guide ; chacun sut profiter de l'exemple, de l'instruction et se ménagea une collection spéciale. En somme, nous pouvons proclamer que cette montagne, et les bas-fond, (Sant-Aniol et la Muga), fournissent un très-grand nombre d'espèces intéressantes ou nouvelles en entomologie et en botanique. (1)

Amélie-les-Bains a aussi ses buts d'excursion d'hiver ; on les effectue en voiture.

On fait le trajet d'Amélie à Ceret en moins de demi-heure. Ceret est le chef-lieu de l'arrondissement ; nous

---

(1) Il est juste de mentionner ici l'espèce Lithospermun Oleïfoliam découverte par Xatart.

engageons fortement l'amateur ou touriste à visiter son élégante église, le beau palmier (huit mètres de hauteur) de Mme de Ribas, les jolis magnolias de Mme Anglès, le bosquet d'orangers de M. Comes, juge au Tribunal, les jardins de Mme Lalavail, de M. Vilanove, avocat, de M. J. Delmas, juge de paix, de M. Vilar, tous complantés d'orangers de six à sept mètres de hauteur, surchargés de fruits qui arrivent à leur parfaite maturité : on doit visiter encore la maison d'habitation, les parterres et le parc de M. J. Delcros, lesquels réunissent les conditions d'agrément et d'hygiène désirables.

On se rend à Maureillas, grand et joli village, distant de Ceret de quatre kilomètres : outre que l'oranger y prend un développement merveilleux, il offre de très-jolies échappées de vue, soit sur le versant des montagnes voisines et les sommités neigeuses pyrénéennes, soit sur la plaine de St.-Sébastien et de St.-Georges, si remarquable par les riches cultures de la vigne et de l'olivier.

Nous devons une mention toute spéciale à l'intéressant établissement d'eaux minérales froides de St.-Martin de Fenouillar : il est situé sur la belle route qui conduit en Espagne, à peu de distance de Maureillas et du Boulou (2 kilomètres). Les alentours sont rians et sains et les sources d'eau minérale qu'il renferme peuvent, d'après Anglada et autres chimistes distingués, rivaliser avantageusement avec celles de Vichy et de Spa : leur avenir est donc assuré, et nous ajouterons prochain.

Le voyageur peut continuer son excursion en suivant

la route départementale qui conduit à Argelès-sur-Mer; elle passe au pied des montagnes des Albères et de Rocasens, si renommées par leurs antiques et gigantesques forêts. On rencontre le village de St.-Genis, où le chronologiste pourra voir encore les restes de l'ancienne résidence des religieux de l'ordre de St.-Benoît : enfin, le chemin traverse le beau domaine de M. Garcias et se relie avec la route Impériale n° 9.

On est arrivé à la ville d'Argelès-sur-Mer, d'où l'on jouit de la double vue ravissante du littoral et des fertiles vallons des Albères. La route se rapproche immédiatement de la mer, longe les côtes, n'offrant guère d'autre vue que celle de la plaine liquide, traverse la baie et le faubourg de Collioure et l'on peut arriver en moins de trois quarts d'heure à Port-Vendres : on visite le port, le phare et le magnifique obélisque, élevé par les soins de M. de Mailly, ancien gouverneur du Roussillon; les bords de la mer jusqu'à Banyuls sont encore à visiter. Ce village est accessible par eau et par terre : les prome-neurs ont le choix entre la voie de mer, à l'aide de petites barques du port, et celle de terre, par un chemin qui, bien que montueux et parfois assez raide, a bien cependant son côté pittoresque : ce sont des jolis sites, des penchans, des collines, des contreforts couverts de vignoble qui fournit les vins doux, exquis, généreux, *(Grenache, Macabeu, Malvoisie, etc.)*, si estimés dans tous les pays : on rencontre des maisons de campagne, assises au pied d'un joli et fertile coteau et entourées de vastes jardies garnis d'orangers, aussi beaux que ceux des îles Baléares. Enfin, le voyageur arrive à Banyuls dont les maisons sont de médiocre apparence, mais qui est relevé par sa rade, abritée des vents, et par l'excellente qualité des produits de son sol.

Le promeneur retourne au lieu d'où il vient : il tient à accomplir ses buts d'excursion. Le ciel est beau ; rien ne s'oppose à ce qu'il se ménage des moyens de distraction en pays étranger : il reprend la grande route qui va en Catalogne, s'arrête le temps nécessaire au village-frontière du *Perthus*, pour visiter le fort Bellegarde, célèbre dans les fastes militaires par ses longues résistances; il mérite encore d'être vu à cause des intéressantes échappées de vues qu'il présente, entr'autres celle du *fort de Figueras*, des deux collines proéminentes où les deux chefs des deux armées, général Dugommier et Comte de l'Union, furent blessés mortellement le même jour, et celle du mont *St.-Cristau*, dont s'était emparé, d'une manière habile, le général français, pour couper toute retraite à l'ennemi.

Nous engageons le voyageur à s'arrêter à Figueras. C'est une des villes importantes de la basse Catalogne : le poisson de mer et le gibier y abondent; les fruits et les légumes y sont délicieux : tous les jeudis il s'y tient un marché considérable, où affluent les étrangers. Tout le monde sait qu'il existe un fort adjacent à la ville, qui, quoique inachevé, est placé par les hommes compétens à la tête des premières forteresses de ce genre qui existent

en Europe. La route traverse la belle plaine du Lam-
pourdan, couverte d'oliviers, et puis la *Fluvia*, bordée
d'une haie épaisse de Redoul (Coriaria myrtifolia) et enfin
les collines, les penchans boisés qui s'étendent jusqu'à
Girone.

L'aspect de cette ville forte est loin d'être attrayant :
mais, outre qu'elle est le siége de Mgr. l'Evêque et du
Gouverneur de la Province, son nom est devenu historique
par sa belle et héroïque défense de 1808.

La route atteint bientôt le riant littoral, suit les contours d'une multitude de collines ou de coteaux, les uns
couverts de vignobles, d'aloès fleuris, les autres d'amandiers ou de pins qui produisent des fruits de première
qualité, et conduit les voyageurs jusqu'à Mataro, où ils
trouvent la voie de fer, qui, en moins de trois heures
les conduit à Barcelone.

Nous avons visité cette ville maritime modèle ; mais,
nous ne sommes pas assez au courant des objets de diversion morale qu'elle renferme, pour nous permettre de
donner d'avance des renseignemens aux étrangers, qui
pourront non seulement en obtenir de très-précis à ce
sujet, mais encore se ménager des surprises très-agréables.

Nous nous empressons d'annoncer que l'ouverture du
chemin de fer de Narbonne à Perpignan vient d'avoir
lieu. Le projet de le continuer jusqu'à la frontière vient
d'être autorisé par le Gouvernement. Il résulte du dernier

tracé que la ligne ferrée traverserait la vallée du Tech en y arrivant par St.-Paul, et en cotoyant les collines de Ceret, Maureillas, le Perthus, pour opérer sa jonction avec le chemin de fer espagnol.

Cela fait, nous pensons que les compagnies française et espagnole auront un intérêt réel dans la confection immédiate d'un embranchement qui remonterait la vallée, de St.-Paul à Amélie-les-Bains.

Le trajet est fort court (6 kilomètres), et les travaux de construction sont faciles à exécuter, par conséquent peu dispendieux. Inutile de dire que cet embranchement desservirait les établissemens civils et militaire et servirait à l'exportation des fers de divers minerais, marbres et autres produits du sol; inutile aussi de faire ressortir les avantages qui résulteraient de ce minime complément, non seulement pour les personnes malades, mais encore pour celles qui ne recherchent que des diversions morales.

Tel est le résumé comparatif concernant les stations prescrites aux personnes atteintes d'affections chroniques des organes pulmonaires, que nous soumettons au suffrage des médecins. On remarquera qu'Amélie présente deux situations, celle qui est et celle qui doit être. La première consiste dans la douceur climatérique, la température moyenne de la maison, de (12 à 15° R.), la rareté des coups de vent, et la médication sulfuro-thermale : la seconde comprend le confortable, le grandiose en toutes choses, se rattachant aux besoins d'une clientèle nombreuse, riche et distinguée: c'est le luxe, le faste introduit dans l'hygiène, la médication dans tout ce qui peut rendre la vie facile et agréable ; c'est, nous l'avons dit plus haut, d'ajouter, aux résidences privilégiées par leur climat, leurs eaux minérales, de somptueux thermes, des villas, des casinos, des maisons de plaisance, des établissemens d'agrément, de beaux jardins, de belles promenades ou allées le long de rives pittoresques, d'élégantes voitures, des salles de spectacle, des fêtes, des concerts, illuminations, etc., etc.

Les étrangers ont compris toute l'importance de cette situation. On peut dire que, jusqu'à ce jour, les allemands, les piémontais et les italiens nous ont laissé dans cette étude bien loin derrière eux. Ce que nous avions de mieux a vieilli, en ce sens que les découvertes modernes y ont fait défaut : ce que nous n'avons pas distingué jusqu'à présent, c'est le côté industriel de la question, c'est-à-dire son importance comme objet d'utilité publique.

Nous nous résumons et finissons, en disant que nous avons non seulement poussé le progrès aussi loin que possible au premier point de vue, mais encore que tout se trouve disposé de manière à pouvoir donner, en quelques jours, l'extension luxuevse que cette situation peut réclamer, comme vastes et belles salles d'aspiration, d'étuve, de bains, de douches, etc. Que les étrangers cités plus haut profitent avec habileté des avantages précieux que leur donne un climat privilégié : tout le monde sait dans ces pays que le succès de cette grande exploitation

4

climatérique est dû, non seulement au concours incessant des habitans, mais encore à celui des Princes
régnans auxquels incombe l'obligation de pourvoir aux
principaux frais que nécessite le progrès.

Notre dernière conclusion, c'est d'inviter les hommes
éminens qui nous écoutent à vouloir bien prendre en
considération les idées que nous venons d'exposer, à
joindre leurs lumières à celles qui sont déjà acquises : il
y a déjà trop de temps perdu; nous aurions dû agir;
nous devrions être chez nous en plein travail. A l'œuvre
donc, chers concitoyens, et nous serons témoins du mi-
racle qui s'est opéré tant de fois, la formation d'emblée
d'un grand *Bourg-ville*, dans la résidence hygiéno-
thérapeutique que nous venons soumettre au monde
médical.

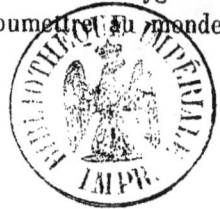

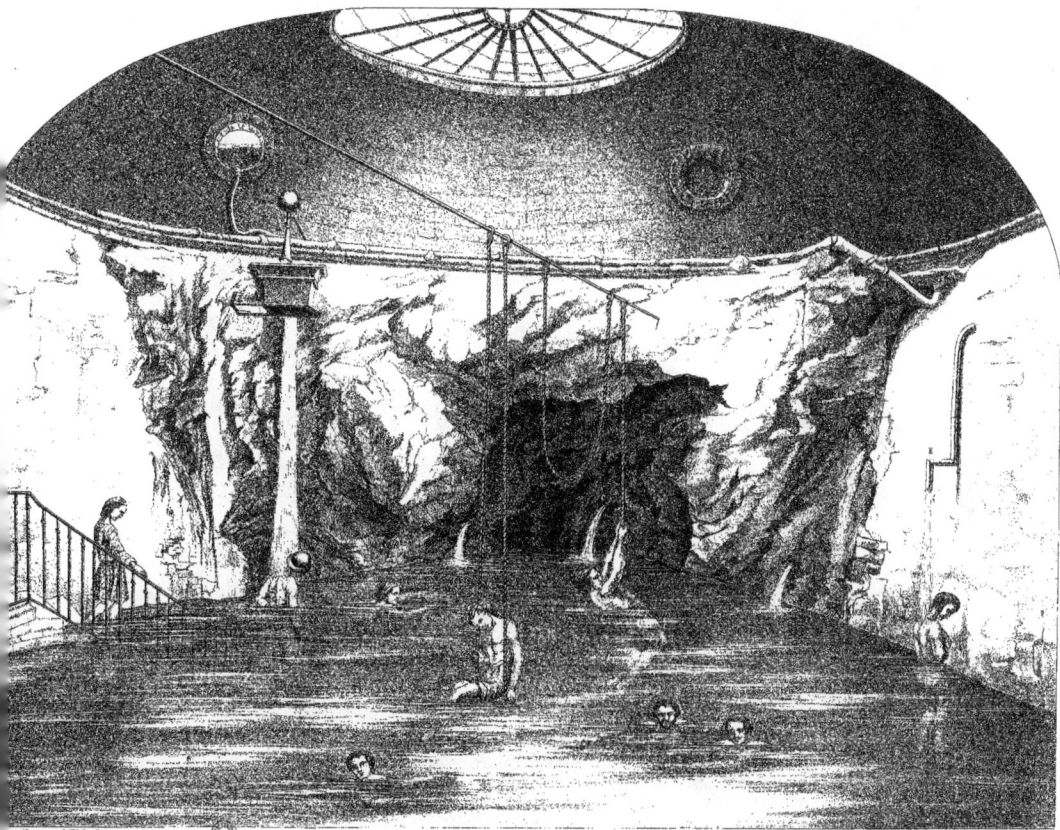

Imp. Dupuy Fres. du Débit. S.Paris.

PISCINE DE NATATION

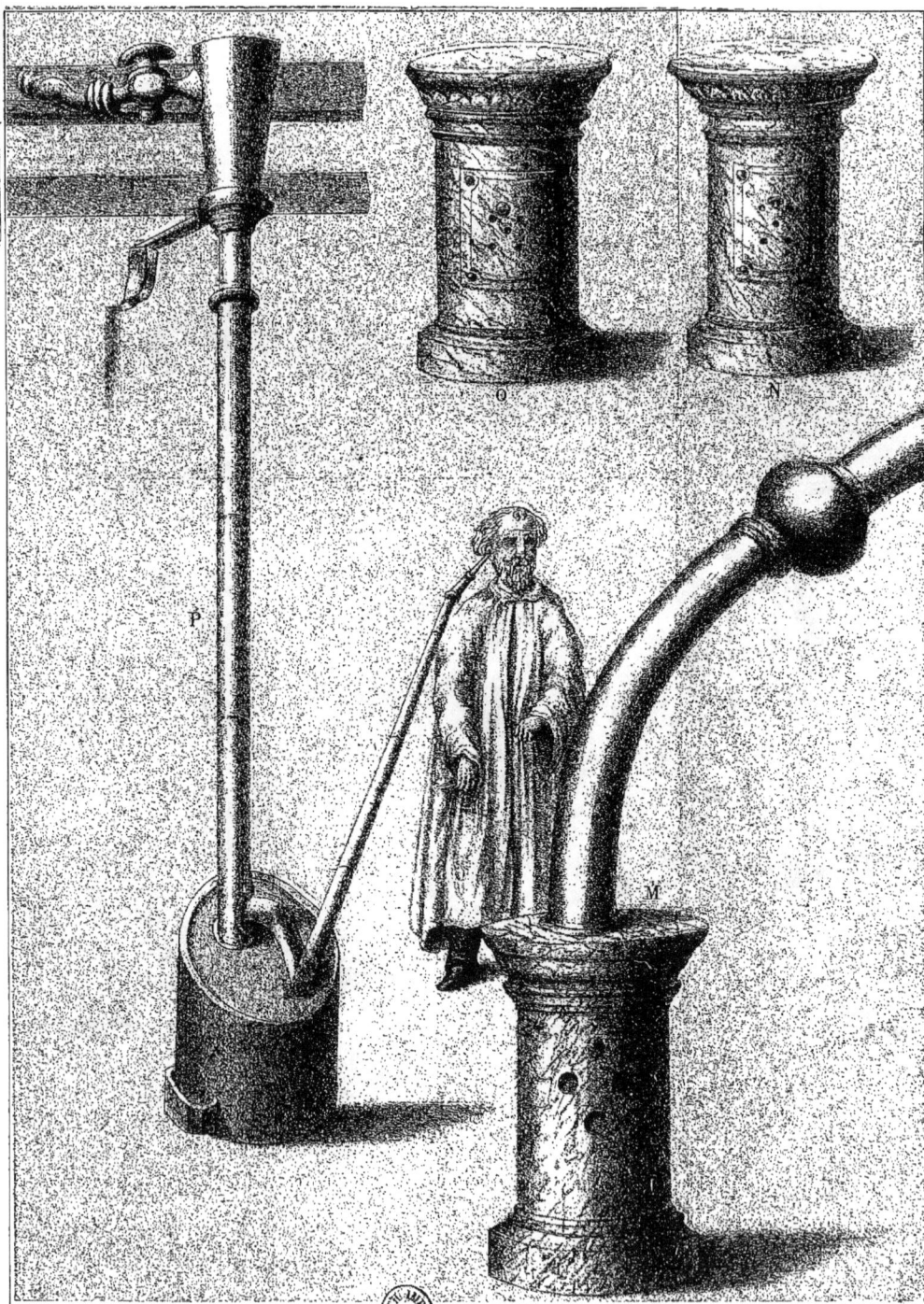

APPAREILS ASPIRATOIRES

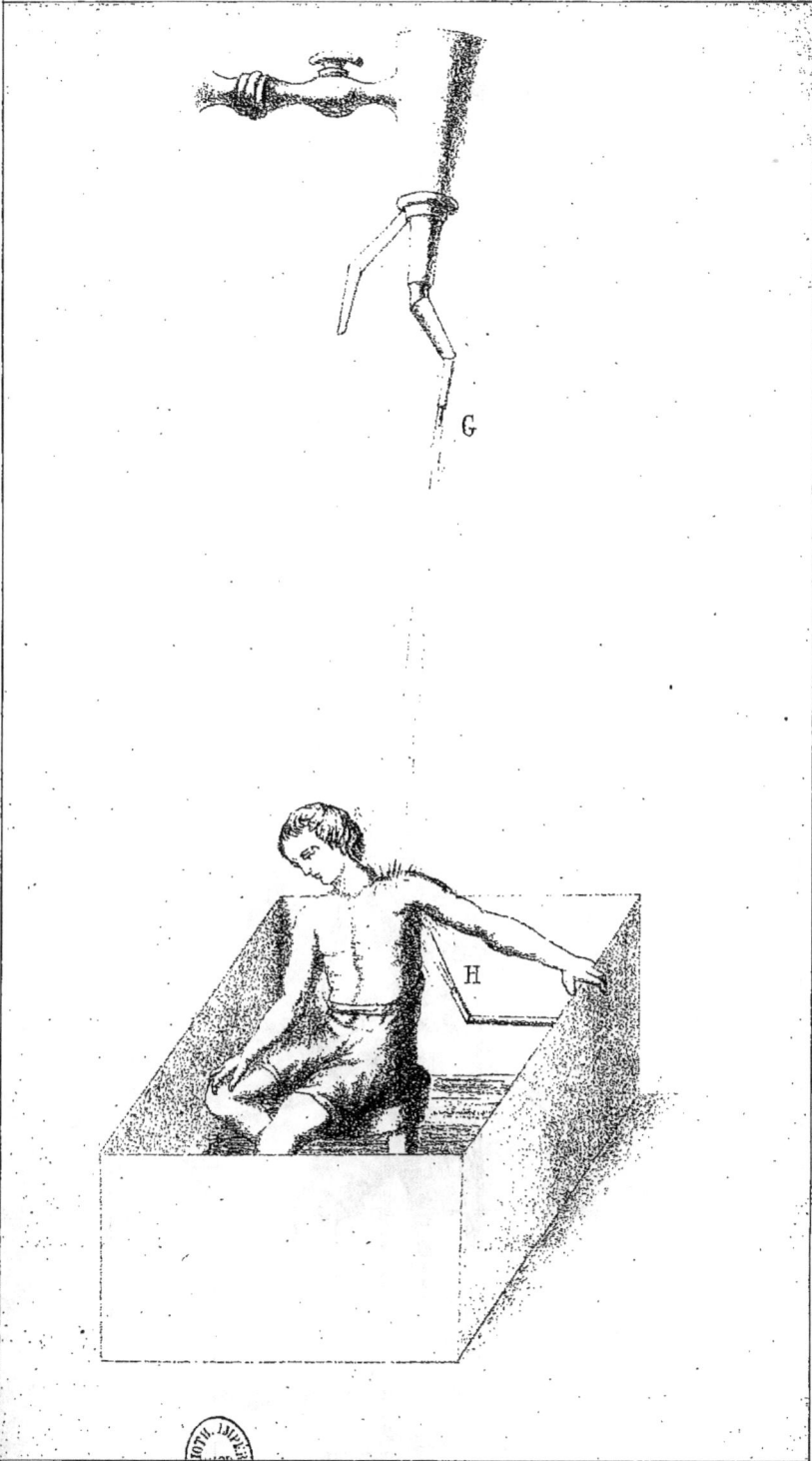

G

H

Onofry del.   Imp. Dupuy.   Gᵛᵉ Sanier lith.

DOUBLE DOUCHE.

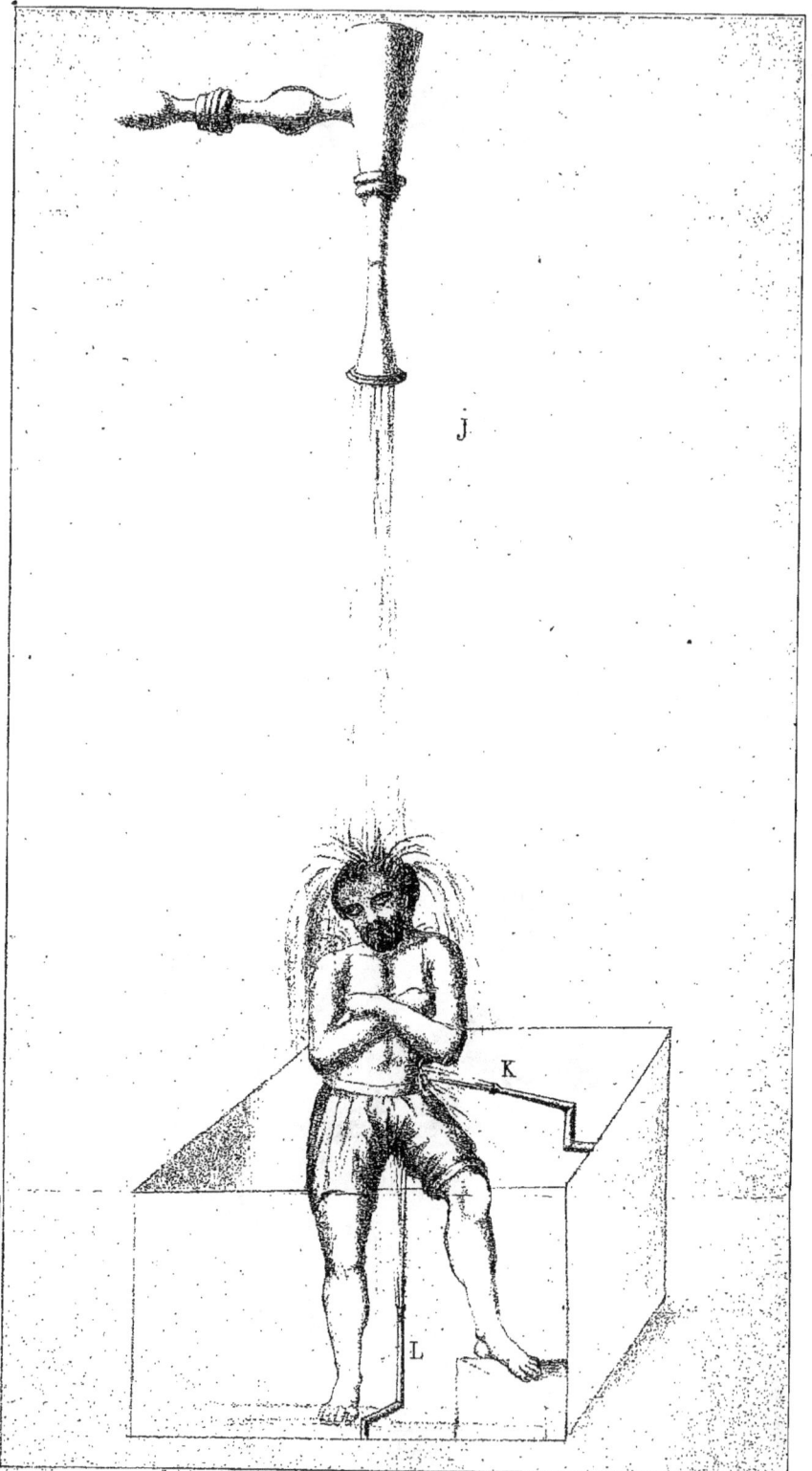

J

K

L

Onofry del.   Imp. Dupuy.   Gᵛᵉ Sanier lith.

TRIPLE DOUCHE

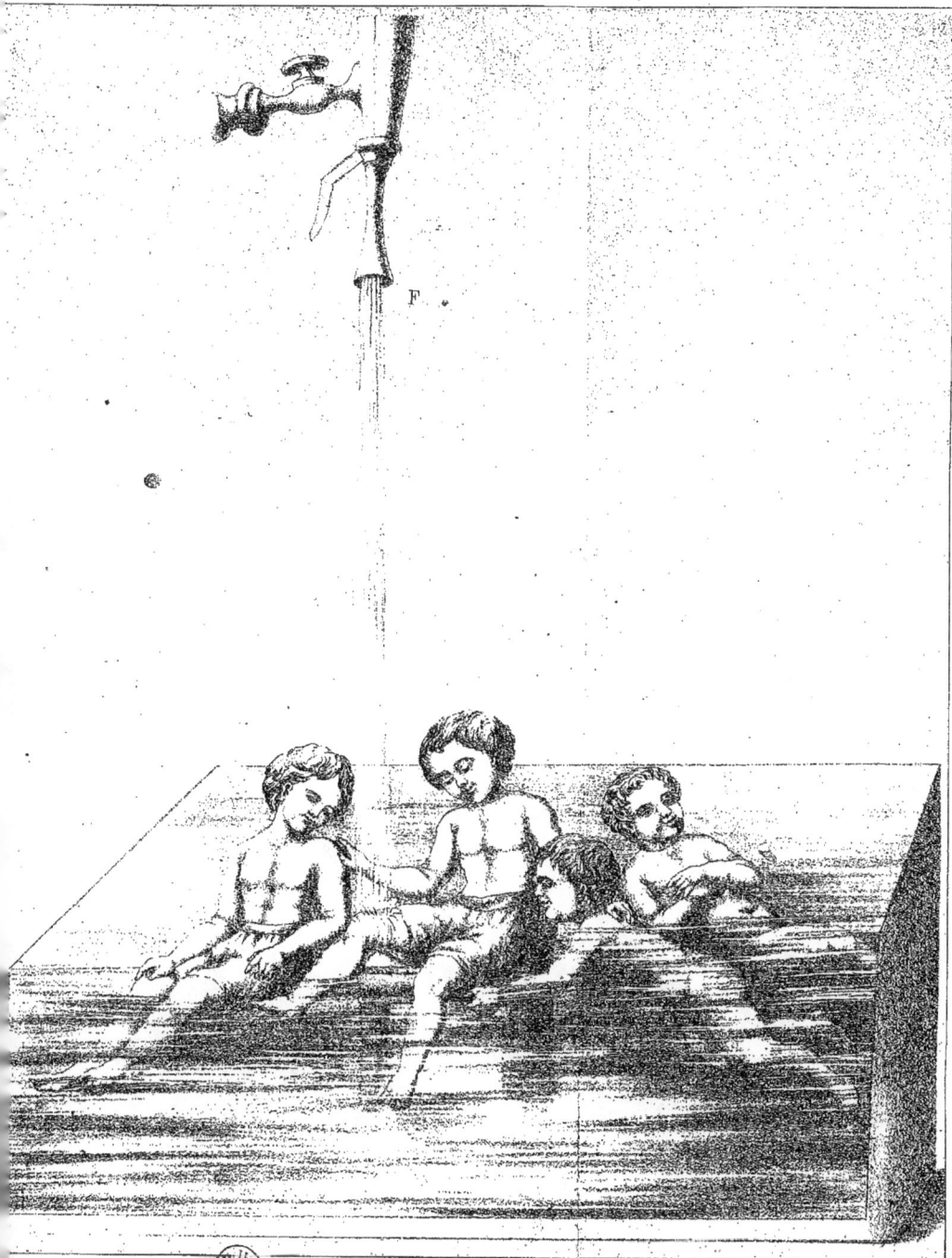

F

PISCINE GYMNASTIQUE

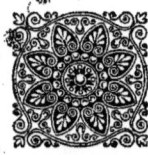

www.ingramcontent.com/pod-product-compliance
Lightning Source LLC
Chambersburg PA
CBHW070833210326
41520CB00011B/2240